AF312041

DISCOURS DE RÉCEPTION

De M. le Dʳ PEULEVÉ.

(Lu à la séance de l'Académie du 23 Mai 1873).

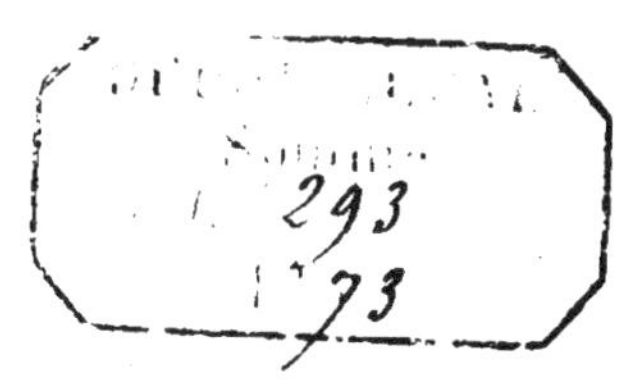

DES SCIENCES EN GÉNÉRAL

ET DE LEUR INFLUENCE

SUR L'ESPRIT DE LA MÉDECINE

(Notamment au XIXᵉ siècle.)

AMIENS,

IMPRIMERIE YVERT

1873

DISCOURS DE RECEPTION

De M. le Dr PEULEVÉ.

(Séance du 23 Mai 1873.)

DES SCIENCES EN GÉNÉRAL

ET DE LEUR INFLUENCE

SUR L'ESPRIT DE LA MÉDECINE

(Notamment au XIXe siècle).

MESSIEURS,

En prenant au milieu de vous la place que votre indulgence a bien voulu me faire, je serais infidèle interprète des sentiments qui m'animent si je ne commençais par vous adresser mes plus sincères remerciements. L'honneur que vous m'avez fait en m'admettant dans vos rangs, je l'apprécie d'autant plus, que je n'ai pas l'ambition de l'avoir mérité. — Je dois tout à votre bienveillance, je ne me le dissimule pas ; et je pense aussi que c'est plus à ceux qui ont bien voulu me présenter que vous rendez hommage en m'accueillant ici, qu'à ma personne elle-même, qui ne pouvait vous offrir en retour que de bonnes intentions et le grand désir de s'instruire près de vous.

Je me réjouis d'ailleurs de cette situation, car j'ai besoin de cette bienveillance à laquelle je fais appel, et la preuve que vous m'en avez donnée m'est garant qu'elle ne me fera pas défaut.

Le concours intellectuel que vous réclamez de moi en m'associant à vos travaux, vous est tout acquis, ai-je besoin de le dire, dans la mesure de mes forces.

Les médecins, vous le savez, Messieurs, ont beaucoup à donner à la société, beaucoup de leur temps, beaucoup de leurs études. Malgré leur légitime désir de généraliser et d'étendre leurs connaissances au-delà du champ médical, l'impérieux devoir les ramène toujours aux méditations qui se rattachent de près ou de loin à l'art de guérir. — D'ailleurs, comme on l'a dit ici avec beaucoup de justesse, c'est vers les objets que nous avons le plus cultivés que notre esprit se porte le plus volontiers, et sans que nous puissions nous en défendre. Ces longs travaux de spécialisation dans nos pensées nous cantonnent à notre insu et nous ramènent invinciblement à nos sujets de prédilection. C'est ce motif qui m'a entrainé à jeter un coup-d'œil d'ensemble sur la médecine, et à vous entretenir des rapports qui existent entre elles et les autres sciences.

Les connaissances humaines s'enchainent toutes. Elles se rapportent toujours soit à l'homme, ce résu-

mé de la nature, soit aux forces ou aux puissances
qui l'entourent, et il semble à voir ainsi les choses
que ces acquisitions intellectuelles ne devraient
laisser voir entre elles aucune incompatibilité, aucun
désaccord. C'est là un idéal vers lequel il faut ten-
dre, mais qui, hélas! est encore loin de nous ! Quant
à présent, parmi ces catégories de notions acquises,
chacune par des moyens adaptés à ses fins, il en est
qui ne paraissent pas s'accorder sur tous les points ;
d'autres même qui sont entièrement contradictoires.
C'est ainsi que celles qui appartiennent au domaine
exclusif de la pensée ou de la tradition, sont parfois
en opposition flagrante avec celles qui sont nées des
procédés scientifiques exacts; et nous sommes encore
loin du jour où, l'accord se faisant, le lien caché
qui les réunit sera découvert, ou bien la contradiction persistant, l'une supplantera l'autre.

Quoiqu'il en soit, le but final de certains groupes
de connaissances étant le même, il en résulte que
dans leur trajet progressif, leurs différentes branches
voyageant vers le tronc commun se rencontrent souvent dans leur parcours, que l'une profite des accrois-
sements de l'autre, et que le progrès dans chacune
d'elles est parfois la source d'un progrès nouveau
pour ses voisines. C'est ce qui se passe invariable-
ment dans le domaine des sciences en général. C'est
ainsi que les grandes lois de l'attraction, qui révo-
lutionnèrent l'astronomie, furent la source de progrès
incalculables dans les autres branches de la physique ; c'est ainsi que la découverte de l'électricité

ouvrit des horizons nouveaux aux cosmographes,
aux chimistes et même à certain parti médical.
L'étude de la chaleur, en révélant sa mécanique, fut
la source d'une foule d'applications en physiologie,
et l'optique fit faire à une des branches les plus importantes de la médecine un progrès qui sans elle
serait encore à venir.

Il se peut, et cela est, en effet, que ce ne soit là
que de simples applications et comme des déductions
faciles d'une loi découverte, mais encore n'en est-il
pas moins exact de dire que ces applications sont,
pour la science congénère, comme un filon nouveau
qu'elle découvre en elle-même et qui contribue
singulièrement à enrichir le sol limité qu'elle s'est
donné pour mission de retourner en tous sens et de
connaître dans toutes ses parties.

Certes, si cette mutualité de services existe depuis
longtemps, elle apparaît surtout avec éclat dans le
siècle où nous vivons. Bien des sciences sont nées
depuis longtemps qui n'attendaient que le développement de leur voisine pour arriver elles-mêmes à l'âge
adulte. Les sciences médicales entre autres, et par-
dessus toutes, peuvent être rangées dans cette caté
gorie, et grâce aux travaux qui se sont faits autour
d'elles, grâce à l'esprit méthodique qu'elles ont
emprunté aux sciences exactes et à leur philosophie, elles ont construit des assises solides qui résis-
teront, nous le croyons, à l'épreuve des siècles.

Ce serait un travail au-dessus de mes forces.et qui
lasserait votre patience, d'entreprendre l'esquisse

de ces milliers d'applications des sciences à la médecine, et de vous dire toutes les ingénieuses transitions des unes à l'autre. Mathématiques, physique, chimie, astronomie, toutes ont apporté soit des vues nouvelles, soit des découvertes spéciales, soit des données particulières, qui toutes ont imprimé le plus vigoureux élan à la physiologie, à l'anatomie, à la thérapeutique. Mais c'est encore là le moindre service, car, en même temps que ces richesses nouvelles venaient augmenter la science, une nouvelle méthode, un nouvel esprit plus exact, faisaient irruption dans ces connaissances qui jusqu'alors se présentaient sous une forme conjecturale plutôt que sous l'apparence d'une science réellement positive. Ce développement parallèle, fondé sur des procédés exacts, éloignant de son chemin tout ce qui n'est pas démontré, ne fondant ses doctrines que sur sed vérités reconnues, rejetant tout ce qui est mysticisme ou superstition, forme en réalité comme le caractère des études contemporaines, caractère particulier à notre époque, et dont on trouve la trace d'ailleurs dans bien d'autres branches d'étude.

Ce sont ces quelques points que je voudrais exposer en indiquant succinctement quelques-uns des bienfaits qui nous viennent des sciences.

I.

Les mathématiques, pour commencer par elles, ne sont pas pour la science médicale un auxiliaire nouveau, et l'on sait, sans aller plus avant, le rôle que l'antiquité a fait jouer aux nombres — l'importance attachée à la parité ou à l'imparité. Il en reste d'ailleurs encore quelques vestiges dans les traditions du vulgaire qui attend avec crainte ou espoir l'arrivée d'un 9e ou d'un 21e jour de maladie, pas un de plus, pas un de moins.

Ce n'est pas tant l'art médical, c'est surtout la science que les mathématiques ont le plus servie. Toutefois, comme les progrès de l'art découlent souvent de ceux qui sont faits dans la science, il n'est que juste de les associer. A *l'arithmétique* se rattache l'étude de la statistique qui, appliquée aux maladies, a donné une méthode spéciale: la méthode numérique ; procédé qui a ses avantages et ses inconvénients et, pour le dire en passant, dont on a souvent abusé en forçant son langage. La statistique, en effet, au point de vue médical, soit qu'il s'agisse de déterminer combien de fois le succès d'un traitement l'a emporté sur ses échecs, ou combien de fois tel symptôme eut une signification déterminée dans un nombre donné de cas ; la statistique, dis-je, n'est qu'un calcul de probabilité. On doit s'attendre dès-lors à la trouver toujours exacte en général, souvent fausse en particulier et, par suite, ce serait un non sens de conclure, avec son seul aide, dans un cas spécial. Les services qu'elle peut rendre sont des vues *à posteriori*. Il n'en est pas moins vrai qu'appliquée en général, elle a fourni des renseignements précieux et souvent inattendus. Dernièrement encore, vous en avez eu la preuve en écoutant la lecture d'un de vos membres sur la démographie ou l'influence que peut avoir le mariage au point de vue de la santé et de la longévité d'un peuple.

L'Algèbre est certainement de toutes les sciences celle qui semble avoir avec les problèmes de la vie le minimum de rapports, et cela s'explique aisément si l'on considère qu'elle s'attaque toujours à des données parfaitement définies, tandis que beaucoup des éléments qui constituent la vie sont peu ou pas susceptibles de calculs de quantités fixes. Non pas que les actions physico-chimiques, qui s'accomplissent matériellement dans le corps humain, ne puissent se traduire en équations, car cela se peut faire souvent; mais souvent aussi certaines inconnues sont irréductibles, en raison de l'indéterminé qu'on y trouve. Un acte physiologique comme celui de la digestion, par exemple, peut être soumis au calcul : étant donnée une quantité déterminé d'aliments déterminés aussi ; étant données la quantité et la qualité des sucs qu'ils vont rencontrer le long du tube digestif et le moment où les rencontres s'opèrent, on conçoit, dis-je, que l'équation puisse se poser ; mais, par malheur, si le déterminisme existe bien en fait, si l'on peut concevoir la solution de la question, il faut bien convenir qu'en pratique certains éléments du problème resteront indéterminés, telles, par exemple, les variations qualitatives qui se trouvent sous l'influence non calculable du système nerveux.

Or, il y a là une instabilité telle qu'elle déjoue la

précision du calcul ; aussi, quoiqu'en aient espéré certains mathématiciens qui ne voudront voir la physiologie constituée que lorsque les lois de l'organisation seront réduites en équation, il faut désespérer d'en arriver jamais à une semblable précision, incompatible jusqu'ici avec les sciences qui ont pour objet la vie.

Sans vouloir aller aussi loin, ce qui est un excès, il y a eu cependant, pour les mathématiques, un large champ d'utiles applications. L'étude des mouvements, de la circulation, sont de celles auxquelles elles ont apporté la plus grande précision. Unissant leurs efforts à ceux de la mécanique, elles sont même arrivées à d'importantes découvertes. — Une des plus intéressantes, à coup sûr, est celle qui a fait reconnaître dans l'organisme animal une loi que depuis longtemps la physique avait appliquée aux forces mécaniques, je veux parler de l'équivalence et de la transformation des forces ; loi qui serait commune aux forces mécaniques et aux forces vitales. On sait, en effet, que dans une machine où la chaleur est l'agent initial du mouvement, le travail fourni a son équivalent dans la quantité de chaleur produite et réciproquement. — Il en est de même dans les organismes vivants. Quand un muscle se contracte, la force qu'il déploie, évaluée par le travail mécanique qu'elle produit, est proportionnelle à la quantité de chaleur qui disparait. On a dit, en généralisant ces principes, que toutes les forces contractiles, employées dans les organismes vivants, sont les équivalents mécaniques des forces provenant des phénomènes chimiques de la nutrition. — Ces idées nouvelles, trop jeunes encore pour avoir pu être développées dans toutes leurs applications, sont une source féconde d'étude. Rien, en effet, ne sera plus intéressant, et, à la fois plus utile, que la comparaison complète des forces vitales, psychiques et physico-chimiques, entre elles et avec les autres, pour faire ressortir leurs ressemblances, leurs différences, leurs influences respectives et réciproques. »

La physique, autant par son esprit rigoureux d'observation que par les merveilleux instruments qu'elle sait se créer, a fait plus pour la médecine que les autres sciences; peut-être la concordance de vues et de moyens en est elle la raison.

Je citerai en passant le microscope qui a été appliqué à l'anatomie du corps humain, mort ou vivant: le microscope qui, à lui seul et par les immenses richesses qu'il a su découvrir, a créé une branche toute nouvelle de connaissances, et a failli, pour un moment, révolutionner la science tout entière, notamment de l'autre côté du Rhin.

Je citerai encore ces merveilleux instruments d'exploration qui permettent aujourd'hui d'aborder l'œil ou le larynx jusque dans leurs replis les plus cachés, donnant une précision et une sûreté presque mathématiques à l'observation de leurs maladies ou de leur état normal, et c'est là une précieuse découverte qui appartient presque en entier à nos contemporains.

On a été plus loin encore et ici,vraiment, c'est à
défier l'exactitude d'arriver à un degré plus élevé.
Les moyens d'exploration étaient bien assez complets
pour permettre de lire couramment dans le corps
humain, pour y saisir avec précision des lésions
cachées ; mais ce qu'on n'avait pas vu jusqu'ici,
c'est l'organe lui-même changeant le rôle passif
d'examiné contre le rôle actif d'instructeur et révélant lui-même, dans son langage, l'état de ses fonc-
tions.—C'est là cependant un des résultats auxquels
sont arrivés une série d'appareils plus ingénieux,
plus intelligents les uns que les autres et qu'on a
désignés en groupe sous le nom d'appareils enre-
gistreurs. — Appliqués sur le système musculaire,
ils ont indiqué sa force de contraction ; ils ont reproduit le travail des muscles pendant la marche ou
·la course, et du cœur pendant les différents temps
de ses actes. C'est surtout dans leurs applications à
la circulation que ces appareils ont eu leur triomphe.
Le sphygmographe parmi eux mérite une mention
spéciale. Il est destiné, comme son nom l'indique,
a écrire le pouls. Il se compose d'un petit levier qui
repose par une de ses extrémités sur une artère, le
pouls, par exemple, et se termine à l'autre extrémité
par une plume à écrire.Chaque battement reproduit
à l'extrémité du levier un mouvement que la plume
trace sur un rouleau de papier se développant d'une
façon continue et régulière. Or, ce tracé graphique
a une telle exactitude, qu'il est facile d'y lire, à première vue, les modifications ou les altérations soit

des artères, soit du flot sanguin, et par suite d'y découvrir les maladies de l'organe central, du cœur lui-même. Ce simple exemple, choisi parmi tant d'autres, justifie bien à lui seul mon admiration pour ces aides tout mécaniques qui sont infaillibles dans leur exactitude, lorsque toutefois on ne leur en demande pas plus qu'ils ne peuvent en dire.

Si nous jetons maintenant un regard sur *la Chimie*, il est facile d'y voir qu'elle n'a pas été avare à notre égard. La chimie organique notamment, que notre époque peut revendiquer comme une de ses créations, en portant ses recherches sur le monde organisé, est venu montrer qu'entre les matières organiques et inorganiques, il n'existe pas une démarcation aussi complète et aussi tranchée qu'on avait pu le croire jusqu'alors. Elle a créé de toutes pièces, dans ses laboratoires, des produits purement organiques. Mais, comme pour arrêter l'essor des conclusions forcées, et, par une restriction fatale, elle a démontré tout aussi évidemment que si la cornue peut fabriquer la matière organique, il est au-dessus de ses forces de produire la matière vivante. A côté du trait d'union elle a placé la limite qu'on ne saurait franchir. La vie seule produit la vie ; la matière vivante seule produit la matière vivante. Jamais il n'a été donné à la combinaison la mieux préparée, à l'opération la plus habilement conduite, de reproduire la plus simple cellule vivante. La fermentation seule, qui semblait contredire cette vérité, s'est vue bientôt soustraite à la puissance chimique pure, et il a été

prouvé que l'intervention biologique est la seule
cause de la génération dite spontanée. Je ne veux
pas, d'ailleurs, insister sur cette grande question qui
a ses adversaires et ses partisans ici même, et qui,
nous l'espérons, sera tôt ou tard résolue scientifiquement. Il y a d'ailleurs, sur la limite insaisissable
qui sépare les règnes organique et inorganique, une
question d'infiniment petits ; on se trouve transporté
dans le monde microscopique, et on comprend combien sont ardues les difficultés de l'observation.

Envisageant maintenant les applications de la
chimie à un autre point de vue, à la préparation des
médicaments , on trouve là toute une série de phi-
lanthropiques nouveautés.Au temps où l'on adminis-
trait les drogues en nature (et pour s'y trouver il ne
faut pas remonter au-delà du siècle), l'état de la chimie ne permettait guère la décomposition du produit
administré. Il semble que son intervention, au contraire, se soit ingéniée à compliquer plutôt qu'à sim
plifier. Il était donné à notre époque de reprendre
un à un tous les produits minéraux, végétaux, animaux, de les analyser, de les disséquer pour ainsi
dire, et de discerner, au milieu de ces composés com-
plexes, l'élément réellement actif ; de le dégager et
de l'offrir, ainsi exempt des matériaux inutiles ou de
sa gangue nuisible, à l'expérimentation du médecin.
Il y a, à ce point de vue, une véritable révolution
dans les moyens thérapeutiques, révolution qui n'est
encore qu'à son enfance, mais qui, nous n'en dou-
tons pas, renferme en elle un immense progrès et

une simplification humanitaire dans le traitement des maladies , en même temps que des armes mieux trempées, dans les mains de l'homme de l'art. On donnait autrefois comme fébrifuge, et quelques-uns de vous le savent certainement par eux-mêmes, l'écorce de quinquina en poudre. La chimie en a extrait son principe actif, la quinine, et au lieu d'administrer des poignées d'une poudre répugnante, c'est une faible dose d'une poudre facile à déguiser qui fait aujourd'hui tous les frais de la médication. On pourrait en dire autant de bien d'autres remèdes dont les procédés analytiques de la chimie sont parvenus à extraire les principes , et toute la série des alcaloïdes est le résultat de ces beaux travaux.

Il n'est pas jusqu'à *l'astronomie* qui, par ses investigations, n'ait fourni quelques données des plus intéressantes à la physiologie. On ne s'attendait guère à voir l'astronomie en pareille matière : (je parle au point de vue scientifique, car, pour ce qui est des systèmes touchant l'influence des astres sur la pauvre humanité il n'en manque pas). Au point de vue scientifique donc, il faut le reconnaître, c'est aux astronomes que revient la gloire d'avoir fait les premiers, des recherches sur un des phénomènes les plus intimes de l'organisation, sur la vitesse de la pensée (1) On pouvait supposer à priori que la conception, même instantanée, d'une idée demandait une durée, si minime qu'elle fût ; mais ce

---

(1) Carlet. *Études sur les sciences accessoires.*

qui n'était pas fait,c'est de calculer exactement,suivant les individus,le temps nécessaire à la formation de cette idée. Il est démontré aujourd'hui que ce temps peut être calculé exactement et qu'il est variable suivant les personnes.

Le point de départ de ces travaux est dù aux fines remarques d'un astronome des plus distingués et remonte à l'année 1790. A cette époque, en effet, Maskelyne signalait un désaccord constant entre ses observations et celles de son aide dans l'estime du passage des étoiles au méridien. Ces faits furent observés depuis par tous les astronomes et on finit par se préoccuper de cette erreur ou équation personnelle. Je ne veux pas ici vous retracer les procédés ni les calculs, simples d'ailleurs, permettant d'arriver à la valeur absolue de cette erreur personnelle ; qu'il me suffise de dire qu'elle est constante pour chaque observateur, mais variable de l'un à l'autre. On l'a appelée le temps physiologique. Ce temps cependant est complexe, car il comprend plusieurs actes de l'intelligence, notamment le temps qu'il faut à l'impression lumineuse pour se rendre au cerveau ; le temps nécessaire à l'acte cérébral de la perception ; le temps de la volition et enfin le temps que la volition met à se manifester au-dehors. Tout cela se met en équation et constitue le temps physiologique. Or, en compliquant ce temps physiologique d'un nouvel acte cérébral, on obtient une nouvelle équation qui, déduction faite de la première, donne exactement la durée de l'acte cérébral surajouté. On a trouvé ainsi que la moyenne de cette durée est égale à 1/15ᵐ de seconde.

Ainsi se trouve établi expérimentalement que la pensée a une durée commensurable ; que la pensée la plus élémentaire, la plus rapide met 1/15 de seconde à se former et par suite que la solution du dilemne le plus simple est un acte cérébral qui exige une durée de 1/15 de seconde.

Plus tard on démontra que cette durée est en rapport avec la simplicité ou la complexité des idées.

II.

Je ne prolonge pas au-delà cette rapide énumération de quelques-unes des applications des sciences à la physiologie théorique et pratique. Mon but n'est pas tant de vous en exposer le nombre, que d'en faire saillir le caractère et d'envisager l'esprit général qui y a donné naissance.

Lorsqu'en effet on veut apprécier d'ensemble toutes ces belles découvertes modernes et surtout contemporaines, qu'elles nous viennent de la mathématique, de la physique, de la chimie, de l'astronomie; ce qui ressort le plus clairement de l'examen, c'est que toutes, ou presque toutes, elles sont filles de l'analyse poussée avec rigueur dans le détail des phénomènes, et au point de vue philosophique, elles laissent absolument de côté les grandes questions métaphysiques des causes premières, dont l'alliance ou la contradiction avec elles est parfaitement indifférente.

Il est bien et dûment reconnu qu'il se passe dans l'organisme animal des phénomènes qui appartiennent purement à l'ordre physique; d'autres qui appartiennent purement à l'ordre chimique, d'autres enfin qui n'appartiennent ni à l'un ni à l'autre et qui sont sous la dépendance d'un autre agent qu'on a appelé de divers noms, que les uns ont matérialisé que les autres ont spiritualisé, mais qui, en fait, existe, quelle que soit l'opinion qu'on se fasse sur sa nature. Or, le génie actuel de la médecine semble se donner pour limite la connaissance des phénomènes qui sont sous l'influence de ces agents divers, et au-delà desquels tout n'est qu'hypothèse.— Pour ce qui est de la nature de ces agents, elle importe peu et les investigations scientifiques s'arrêtent-là.

En ce qui concerne la physique, on n'est jamais parvenu, que je sache, à déterminer la nature de la pesanteur, la nature de l'électricité, de la cohésion et de l'affinité; et ces questions sont tellement inutiles au physicien ou au chimiste, qu'elles n'occupent aucun d'eux. Ce sont là pour eux des éléments irréductibles, et ce que l'on étudie dans la pesanteur, ce n'est pas sa nature, mais bien ses attributs, ses rapports, ses façons d'être. Ce que l'on cherche dans l'attraction ce sont ses variations selon les distances, les volumes ou les densités. Ce que l'on demande à l'électricité, ce n'est pas son essence, mais bien les circonstances qui la produisent, l'anéantissent ou la modifient. Les études, pour tout dire, restent dans le relatif, dans les faits contingents; elles laissent de côté l'absolu comme parfaitement inutile d'abord au point de vue pratique, et impossible en soi-même, puisque, scientifiquement, il ne nous est donné d'avoir que des connaissances relatives.

Cette façon d'envisager les connaissances à acquérir dans les sciences a été transportée de leur domaine dans celui des sciences médicales, et c'est là une des particularités de notre époque. Elles se sont assimilées cette méthode, et l'ont appropriée à leur sujet, en la transportant dans l'étude de la vie chez l'homme sain et chez l'homme malade.

Avoir ainsi posé une limite aux champs à parcourir est un progrès qui, en dirigeant les esprits dans un sens nouveau, est le précurseur de grandes découvertes.

Si l'on veut bien jeter un regard en arrière sur cette longue période qui remonte à six siècles avant notre ère et s'arrête à nos jours, on peut voir que, parmi cette multitude d'esprits chercheurs ayant apporté, qui des faits bien observés, qui un détail inaperçu, tel autre les prémisses d'une conclusion qui s'est fait attendre des siècles, il en est d'autres qui ont produit des conceptions ingénieuses que le temps a jugées, des théories plus ou moins vastes qui se sont écroulées. Les premiers, esprits analytiques, ne dépassant jamais le fait observé, analysant, analysant toujours, observant avec rigueur, sans jamais aller au delà du démontré. Les seconds, au contraire, esprits plus vastes si l'on veut, intelligences plus étendues, synthétisant, se laissant aller à la

dérive de leur puissante imagination, mais aussi
s'éloignant souvent des faits et construisant leur
système à priori. — Ces deux groupes différents de
travailleurs, procédant par des moyens différents
aussi, résument pour ainsi dire en eux les deux
grands moyens qui ont été mis en œuvre pour cons-
tituer toute la science médicale. On pourrait appeler
les premiers des observateurs, les seconds des doctrinaires. La limite qui sépare les premiers des seconds est certainement fictive, car il est peu d'observateurs qui n'aient eu leurs doctrines et, réciproquement, tous les doctrinaires sont partis de l'observation bonne ou mauvaise. Mais il n'en est pas
moins vrai que les premiers sortent de l'Ecole
analytique de l'observation, les autres de l'Ecole
fantaisiste de l'imagination. Les uns font de la déduction lente mais sûre ; les autres de l'induction
poussée à outrance ; ce qui établit entre eux une
démarcation parfaitement nette lorsqu'il s'agit d'apprécier, non pas un homme, mais les services qu'ont
rendus l'une et l'autre méthode. Or, ce qui reste
de bien des doctrines de l'antiquité ou du moyen-
âge, chacun le sait. Les faits bien observés,
au contraire, il y a 2000 ans, sont encore là, et ont
passé par dessus les siècles, toujours exacts, toujours
instructifs.

Aussi, le service le plus important et le plus in-
contestable qu'ait rendu à la médecine, cet esprit
positif et rationnel, ennemi de la conception à priori,
est-il d'avoir débarrassé le terrain médical des

vieilles doctrines qui l'encombraient. Les grandes discussions, métaphysiques, souvent creuses, des siècles passés ont fait place aux discussions de faits. Vitalistes, humoristes, solidistes, dont le nom dit assez le parti, tous ont succombé, ou plutôt tous ont apporté à la grande doctrine de l'alliance la part de vérité qu'ils avaient découverte

D'ailleurs, en prenant de haut toutes ces doctrines écroulées, et en étudiant leur genèse, on y voit pour toutes ou presque toutes une origine commune. Chacune d'elles peut être considérée comme la conception ingénieuse d'un esprit impatient du joug, édifiant à priori son système selon ses vues philosophiques, le degré des connaissances de son époque, quelquefois même le genre de ses impressions et l'adaptant ensuite à la nature humaine. Galien veut que le corps humain soit composé de solides, de liquides et d'esprits. Les esprits sont de trois ordres, naturels, vitaux et animaux. Au-dessus d'eux se place l'âme qui forme une sorte de trinité : l'âme concupiscible qui réside dans le foie, l'âme courageuse dans le cœur, l'âme pensante dans le cerveau. Que reste-t-il aujourd'hui de tout cela ?

Au seizième siècle c'est l'alchimie, la magie, l'astrologie qui font les frais des doctrines.

Paracelse veut que les forces vitales dérivent des astres. Le soleil est en connexion avec le cœur ; la lune avec le cerveau. L'homme ou microcosme est fait sur le modèle du monde ou macrocosme, et composé comme lui des quatre éléments se correspondant d'ailleurs respectivement.

Un autre (Van Helmont) invente un esprit spécial pour chaque organe, obéissant à un grand esprit général qui commande le tout. Les causes de maladies, ce n'est point dans le corps qu'il faut les chercher, mais bien dans le grand esprit ou dans les esprits divisionnaires.

Un siècle plus tard, Stahl les rejette tous pour les remplacer par un seul.

Il faut arriver au commencement de notre siècle, ou à la fin du dernier, pour trouver enfin, grâce à l'esprit scientifique qui gagnait la médecine, pour trouver, dis je, un homme qui commence ses décla - rations de principes en disant : L'essence des causes premières nous est inconnue ; ce qu'il nous faut chercher, ce sont des lois.

C'est surtout, à partir de ce moment, que les discussions sur les causes premières cessèrent.

Cet esprit de système, dont l'effet naturel était de faire plier les faits, de les dénaturer pour les adapter aux théories, perdit son intolérance ; et l'on vit dès-lors toutes les recherches se porter du côté de l'analyse des phénomènes. On se mit à observer des faits, à les recueillir, à les comparer et à en tirer des conclusions rationnelles. C'est là, à n'en pas douter, l'origine de l'essor qu'ont pris aujourd'hui les scien - ces médicales. D'un seul coup, et en moins d'un demi-siècle, la méthode philosophique s'est vue modifiée et a pris pour ainsi dire le contre-pied de l'ancienne.

Plus de grandes conceptions générales à priori, plus d'esprits animaux, plus de magie, plus d'influences occultes, plus de mysticisme, plus de superstition, mais des faits , de l'observation ; les théories s'élèveront sur eux comme base inébranlable.

Ce n'est plus d'un système réglant d'avance la marche de la nature qu'il faut partir pour descendre à l'explication des phénomènes ; il faut observer d'abord ce qui est, amonceler les faits, les comparer, les grouper, les contrôler l'un par l'autre et de ces vérités faire jaillir des lois.

C'est à cette étude d'investigations minutieuses que s'est livrée notre époque ; nous en recueillons déjà les fruits et l'on peut dire que cet esprit positif a plus produit depuis 50 ans que bien des discussions en plusieurs siècles. La clinique surtout, cette fin de la médecine pratique, y a puisé une précision inconnue jusqu'alors. Les maladies ont été étudiées sous toutes leurs faces. Le besoin d'analyse a produit des moyens d'exploration d'une puissance toute nouvelle ; moyens qu'on a fait naître de plusieurs sources à la fois.

On utilise, pour arriver au but, les réactifs chimiques indispensables aujourd'hui au clinicien, le microscope, l'électricité. On se crée des voies artificielles à travers le corps à l'aide de la percussion, de l'auscultation, on soumet à l'examen les parties les plus profondes de l'organisme. On pratique des vivisections, des inoculations, des injections de poison, de virus sur les animaux, pour y reproduire les effets qu'on observe chez l'homme. — Grâce à tous ces aides précieux, grâce à ces connaissances venues de l'expérimentation, la science du diagnostic, si défectueuse il n'y a pas un siècle, si hypothétique dans bien des cas, est devenue, quant à la détermination des maladies, une véritable science positive ; et si, trop souvent encore, les moyens de guérison sont impuissants à triompher du mal, du moins l'homme de l'art sait où il est, où il va ; il sait s'abstenir ou agir non plus au hasard, mais avec la certitude d'être dans la meilleure route.

Est-ce à dire pour cela que la philosophie de la médecine a disparu, qu'un scepticisme définitif a remplacé les doctrines et qu'on abandonne à tout jamais les grandes questions primordiales? Ce serait-là, une abdication peut-être légitimée, mais à coup sûr peu courageuse. Non, Messieurs, vous le savez, l'esprit humain ne se résigne pas ainsi au repos, et il ne peut se désintéresser de ces nobles travaux qui touchent non-seulement la science mais un peu les destinées mêmes de l'humanité. J'ai voulu dire seulement, qu'au siècle où nous vivons, la difficulté est tournée, et que les chercheurs ont changé de route. Le chemin auquel ils se sont arrêtés est peut-être plus long ; l'issue n'en est pas visible ; mais ses étapes sont éclairées. Un siècle à lui seul ne peut avoir la prétention de les parcourir toutes ; mais ce qu'il aura parcouru sera définitivement acquis, irrévocablement conquis.

Après dix-huit siècles d'études, on s'est aperçu qu'au point de vue véritablement scientifique, les questions de cause initiale ne sont guère plus avancées qu'au début. Elles ont subi seulement l'influence des époques, sans faire un pas en avant. Aucune de ces grandes doctrines n'a complètement rallié la la totalité des penseurs. Elles ont fait des écoles ; il y a eu des partis philosophiques comme dans un autre ordre d'idées il y a des partis politiques. — Le dix-neuvième siècle n'a pas donné de solution ; pas plus que ses aînés, mais au point de vue médical il a établi une véritable trève. On a vu qu'en pratique l'objet de la discussion est au moins inutile. — Une sorte de doctrine de l'alliance, ne préjugeant rien sur l'essence de la vie, était le seul terrain sur lequel tous pussent se rencontrer, et de là est sortie une nouvelle école éclectique, expérimentale, se fondant exclusivement sur l'observation, sur la nature en un mot, et faisant échec aux systèmes de tout genre et aux imaginations trop ardentes ; école qui épure, qui s'impose d'elle-même par la conviction et l'autorité même des faits ; qui a pour mission non seulement de chercher et de découvrir, mais encore d'élaguer et de rejeter ce qui est contraire à des lois démontrées.

Cette sorte de philosophie dans l'étude de la nature a eu ses prosélytes passionnés comme aussi ses détracteurs non moins ardents. — Les premiers

concluant parfois prématurément et compromettant
ainsi ce qu'ils avaient à cœur de défendre, les seconds refusant de s'engager dans cette voie étroite,
l'accusant de terre à terre, d'enchaîner l'esprit à la
matière, de l'y fixer sans lui permettre de s'élever
dans les horizons des larges pensées, des idées sans
étendue. Il s'est même trouvé des esprits, un peu
prompts peut-être à s'alarmer, qui l'ont accusée de
pousser au matérialisme et qui, jugeant sur l'éti-
quette, l'ont condamnée sans l'entendre.

Une discussion nous entraînerait bien au-delà du
cadre que nous nous sommes tracé. Au surplus
notre but a été bien moins de juger et d'apprécier,
que d'exposer les tendances actuelles. Cependant
qu'il me soit permis de dire en passant que les
meilleurs outils dans des mains imprudentes ou témé-
raires peuvent devenir les armes les plus dangereuses.
L'outil cependant n'en est pas responsable. La chose
n'est pas nouvelle et déjà, du temps d'Esope, on
savait que la langue à volonté est miel ou venin. —
Elle n'en peut mais cependant, et reste, après comme
devant, le précieux organe que vous savez. — On
pourrait en dire autant de la méthode que je vous ai
exposée. — Chaque science a ses procédés, sa façon
de progresser qui lui est propre, et qui est forcément
soumise à des écarts, à des excès, imputables bien
plus aux personnalités qu'à la méthode elle-même.

On l'a encore accusée, avec un semblant de raison,
de répandre à profusion le goût des détails, l'étude
des spécialités, des minuties, d'apporter la lumière

en effet sur une foule de points isolés, disséminés, mais sans vues d'ensemble. Cette pénétrante analyse donne bien quelques synthèses partielles, mais pas de synthèses générales.

A cela l'on pourrait répondre que l'on ne peut tout faire à la fois, et que pour connaitre le tout, il est sage d'étudier la partie.

En cultivant des champs restreints, si l'on n'arrive qu'à des vérités partielles au moins sont-elles pures et imprescriptibles. Or, les lois vraies ne se peuvent contredire, quel que soit le point de leur naissance. Les vérités doivent nécessairement s'accorder ; et un jour, viendra un esprit large, une vaste intelligence qui, trouvant le lien, se mettant au-dessus de toute préoccupation systématique, ramènera les vérités partielles à une formule plus générale, s'approchant ainsi de plus en plus des grandes lois que nous cherchons.

Dès-lors, ces monceaux de faits et de vérités isolées pour un moment, prendront leur place naturelle et prouveront dès-lors leur utilité, semblables, comme on l'a dit, à ces fleurs diclines qui vivent séparées, mais qui, à de certains moments, se rapprochent pour la fécondation.

En somme, nous devons à cette méthode une sorte de cadre bien tracé où les connaissances anciennes sont mises en ordre, où celles de notre époque viennent se placer d'elles-mêmes et où celles de l'avenir entreront sans rien changer au grand canevas.

Il y a là une base solide qui suffit pour garer la

médecine des systèmes incompatibles et l'empêcher à tout jamais de retomber dans les chaos où elle s'est parfois si longtemps attardée.

Et, que je le dise encore une fois, c'est là peut-être le plus grand bienfait de ce rationalisme expérimental dont nous sommes redevables aux sciences, d'avoir permis à la médecine de se passer des grandes théories sur l'essence de la vie et d'établir ses principes sur des bases qui en sont complètement indépendantes.

Ces grandes questions d'origine, si intéressantes toutefois en elles-mêmes, si poignantes d'intérêt pour le médecin comme pour tout penseur, reprennent la place qu'elles n'auraient jamais dû quitter ; premières peut-être par l'intérêt, secondaires quant au but pratique. On a compris que dans la marche à suivre on doit les faire dériver des lois découvertes et qu'elles doivent être en un mot, non pas la base, mais le couronnement de l'édifice biologique.

En étudiant ainsi les lois spéciales de la vie, on apprend à suspendre les actes qui détruisent, à modifier les agents qui nuisent, à aider les efforts conservateurs. On comprend le génie de la médecine, les hauteurs sublimes auxquelles il lui est donné d'arriver ; mais aussi les limites qu'elle ne saurait franchir.

J'ai touché, Messieurs, dans ces quelques lignes, bien trop succinctes eu égard au sujet, à un mouvement de l'esprit médical contemporain qui remonte à un demi siècle et tend à s'affirmer de plus en plus.

Cette dérogation aux errements anciens est tellement évidente et actuelle, que j'ai cédé au désir de la signaler. De tout temps, en effet, la médecine a été tributaire de la métaphysique. Toujours , depuis qu'elle est née, elle a puisé à ses sources,quelquefois à son profit, mais souvent aussi à ses dépens. Elle est née d'abord avec elle au temps où Socrate et Platon l'édifiaient. Elle a suivi toutes ses luttes, toutes ses péripéties. Depuis lors elle a subi le contre-coup de ses vérités comme de ses erreurs, modifiant ses doctrines selon les siennes ; se laissant entraîner avec elle sauf à revenir plus tard sur des écarts entachés d'enthousiasme. A notre époque, il semble, au contraire, qu'elle veuille s'affranchir de ce joug des siècles. Fatiguée peut être de ces évolutions qui la ramenaient au point de départ, n'y trouvant pas la base fixe et immuable qu'elle recherche, elle a fait *pro domo suâ*, ce que Descartes fit pour la philosophie elle-même, *tabula rasa*. Puis, cherchant à s'orienter, elle a trouvé un appui solid dans les sciences, dans l'expérimentation. Elle s'est jetée dans leurs bras, s'affranchissant ainsi des doctrines pour ne plus mettre en usage que des méthodes.

Je sais bien qu'il est des penseurs qui n'ont voulu voir dans cet affranchissement qu'un asservissement nouveau à une nouvelle philosophie. Mais je me borne à le constater en terminant, afin de ne pas mettre votre patience à l'épreuve ; car j'ai voulu seulement exposer une situation pleine d'intérêt , qu'on ne saurait nier, quelle que soit la valeur ou l'avenir qu'on lui accorde; trop heureux, si je me suis approché du but, et si mon premier entretien avec vous ne m'a pas fait trop déroger aux traditions de charme et d'intérêt que vous savez toujours maintenir ici, et qui sont un des plus beaux apanages de votre savante Compagnie.

Amiens, imp. Yvert

9 782329 521237